PROPHYLAXIE

DU

CHOLÉRA

PAR

LE Dʳ SÉLIM-ERNEST MAURIN

Symptômes & Diagnose des Choléras noſtras & aſiatique.
Premiers ſoins à donner aux cholériques.
Cauſe ſpécifique du Choléra aſiatique.
Itinéraire géographique des Épidémies.
Propagation du mal
par les courants de l'atmoſphère, les vents & les hommes.
Meſures ſanitaires publiques & privées.
à prendre pour l'éviter.

MARSEILLE

E. CAMOIN, LIBRAIRE-ÉDITEUR
Rue Cannebière, 1.

1865

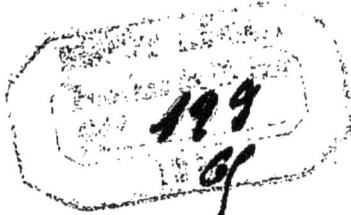

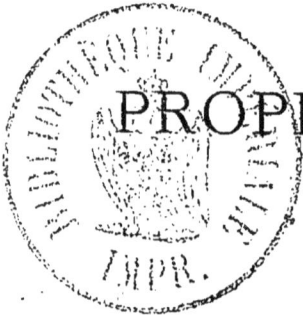

PROPHYLAXIE

DU

CHOLÉRA

1865

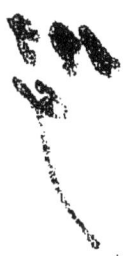

Marseille. — Typ. et Lith. ARNAUD et Cie, Rue St-Ferréol, 57.

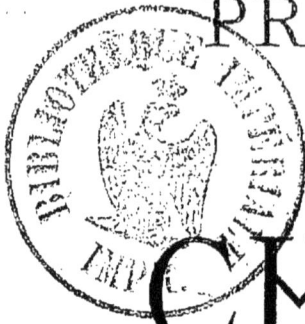

PROPHYLAXIE

DU

CHOLÉRA

PAR

LE Dr SÉLIM-ERNEST MAURIN

Symptômes & Diagnofe des Choléras noftras & afiatique.
Premiers foins à donner aux cholériques.
Caufe spécifique du Choléra afiatique.
Itinéraire géographique des Épidémies.
Propagation du mal
par les courants de l'atmofphère, les vents & les hommes.
Mefures fanitaires publiques & privées
à prendre pour l'éviter.

MARSEILLE

E. CAMOIN, LIBRAIRE-ÉDITEUR
Rue Cannebière, 1.

1865

PROPHYLAXIE

DU

CHOLÉRA

I

Pour avoir une idée exacte de la maladie nommée *Choléra* avant le XIX° siècle, il faut consulter
les ouvrages écrits depuis Hippocrate jusqu'en
1820.

On reconnaît alors : 1° qu'Hippocrate, Arétée,
Galien, Cœlius Aurélianus, Aétius, Paul d'Egines,
ont traité, sous ce nom, le plus souvent en été,
quelquefois dans une autre période de l'année, une
affection bilieuse caractérisée non par l'inflammation des intestins, comme le dit Geoffroy, (*Dict.*
méd.) mais par un flux spasmodique mucoso-

bilieux, ainsi que l'ont soutenu Sauvages, Vogel, Tourtelle, Cullen et Pinel.

2° Que ses symptômes les plus saillants étaient des vomissements et des selles d'abord jaunes-verdâtres, devenant noirâtres ou sanguinolentes vers la fin de la maladie, la secrétion ne se faisant plus qu'à demi.

3° Que les causes les mieux reconnues apparte-naient toutes à la classe des fluxionnaires spasmo-diques: telles sont les passions tristes —bien plus capables de frapper de spasme le foie que d'aug-menter son pouvoir secréteur—les boissons froides, le passage brusque du chaud au froid—aptes à pré-disposer aux maladies convulsives en amenant la suppression de l'émonctoire cutané.

4° Que les traitements qui réussissaient le plus souvent étaient dirigés contre la fluxion, contre le spasme, contre l'amas d'humeur.—Quarrin dit avoir traité plus de cent cas de choléras fort graves, par l'opium et avoir toujours réussi à sauver les mala-des. Or, l'opium qui est l'antifluxionnaire par excellence n'agit pas ou agit mal contre les affec-tions inflammatoires. (*Animad. pract. cap. X.*)

5° Que la terminaison de la maladie avait lieu par la guérison dans la majorité des cas.

6° Que l'affection atteignait toujours un seul in-dividu de la famille, ne se transmettait pas, ne de-venait pas épidémique, variait dans ses périodes avec la constitution du malade et de l'année.

II

Ces grands traits suffisent pour démontrer que le choléra traité par ces médecins célèbres était une affection commune aux climats européens, endémique chez nous, que l'on observe chaque année, en été, sous le nom de choléra bilieux ou *choléra nostras*.

Celse, à une époque indéterminée à Rome, Sydenham, en 1669 et 1676 à Londres, ont observé une maladie *épidémique* dans laquelle les symptômes du choléra nostras se retrouvaient exagérés et accompagnés de phénomènes fort graves.

Voici les paroles de Celse : «On observe en même temps vomissements et défécations, grandes coliques, contractions des intestins, éruption par le haut et par le bas d'une humeur (bilis) semblable à de l'eau d'abord, puis à de la lavure de chair, souvent blanche, quelquefois noire ou de couleurs diverses (*liv. IV, cap. 11*).

Sydenham après avoir relaté pareils symptômes qu'il a observés durant l'épidémie de 1669, ajoute : « Et j'ai vu dans ce mal non seulement le ventre se contracter, mais tous les muscles du corps participer au spasme ; les bras et les jambes se raidissaient surtout à tel point que le malade sortait du lit. » (*Med. pract.*).

Evidemment Celse et Sydenham ont observé une maladie épidémique qui ne peut être confondue avec le choléra nostras, sa marche, ses symptômes, diffèrent. Cette maladie n'est pas commune à nos climats, elle n'est pas endémique : elle a été importée, et sans doute Celse et Sydenham nous ont conservé l'histoire des premières invasions du *choléra morbus asiatique*.

Les documents manquent pour éclairer la question autant que je le désirerais mais j'ai voulu jeter ces bases préliminaires, avant de m'occuper des choléras durant le XIXᵉ siècle, pour établir que l'affection cholérique n'est pas nouvelle. Il est même certain texte du Deutéronome qui tend à faire supposer que le choléra était connu des Hébreux. En effet, Moïse, après avoir fait la nomenclature des maux qui frapperont les Juifs s'ils sont infidèles à la loi de Dieu, ajoute : Si ces maux ne suffisent pas, Dieu les rendra plus terribles et vous enverra le choli-ra... (en hébreu *mal mauvais*, mais aucune description de cette maladie n'ayant été faite, le *choli-ra* est resté à l'état hypothétique).

III

Chaque année, vers la fin de l'été, des cas de choléra bilieux sont constatés, d'autant plus nombreux que les chaleurs ont été plus fortes, d'autant plus graves que la constitution du sujet est plus accentuée; mais c'est là une affection endémique, qui ne compromet en rien la santé publique et qui fait, d'après les relevés statistiques un nombre très-restreint de victimes.

De 1856 à 1864, j'ai vu à Marseille plus de cinquante cas de choléras bilieux, tous ayant une forme analogue à celle décrite plus haut; déjections colorées, jamais blanchâtres, voix altérée, jamais glapissante, rarement arrêt complet des urines.

Les vomissements oryzés (couleur de riz), la voix cholérique se rencontraient quelquefois dans le *choléra infantilis* ; mais on sait que le timbre de la voix des enfants s'altère facilement et que les matières alimentaires chez eux ne sont pas aussi fortement teintées par la bile que chez les adultes.

D'ailleurs Mabit a tracé le tableau synoptique différentiel suivant des deux affections :

CHOLÉRA NOSTRAS.	CHOLÉRA ASIATIQUE.
1. Est presque toujours précédé de l'ingestion de quelques aliments de mauvaise qualité ou en trop grande quantité.	1. Attaque sans pouvoir l'attribuer quelquefois à aucune ingestion d'aliments de mauvaise qualité.
2. N'est jamais endémique qu'en automne.	2 Sévit en toute saison.
3. Douleurs vives dans l'estomac et aux extrémités.	3. Cardialgie atroce.
4. Vomissements et selles fréquentes d'abord *bilieuses* puis	4. Vomissements et selles continuels d'un liquide *aqueux*

verdâtres ou grises	inodore, semblable à l'eau de-riz, jamais de bile.
5. Froid aux extrémités	5. Refroidissement cadavérique tandis que le malade se plaint d'une chaleur fatiguante ou ne semble nullement ressentir le froid.
6. Pouls petit ou élevé.	6. Pouls insensible ou nul.
7. Crampes dans les membres nulle altération de couleur de la peau—facies souffrant mais non abattu.	7. Crampes, spasmes, convulsions, sueurs froides, peau bleuâtre, pourpre, lie de vin, figure abattue. aspect cadavéreux, yeux vitrés, environnés d'un cercle noir, très-enfoncés, ongles bleuâtres.
8. Urines rarement suspendues	8. Urines presque toujours supprimées.
9. Rarement mortel à moins de complication.	9. Mort en quelques jours ou en quelques heures dans la moitié des cas.
10. Aucune altération dans l'habitude extérieure du cadavre qui puisse indiquer le genre de mort.	10. Surface du corps d'un bleu livide ou noirâtre, en entier ou par larges tâches, doigts crochus, peau ridée aux mains et aux pieds.

On le voit, les deux maladies sont bien distinctes et il serait mal de laisser se répandre dans le peuple l'idée erronée qu'elles ne sont pas de nature essentiellement différentes. Alors, en effet, au début d'une épidémie il douterait du vrai caractère du mal et l'émigration, cette puissante méthode prophylactique du choléra, n'aurait plus lieu en temps opportun. Chacun doit savoir que le choléra bilieux est seul endémique chez nous.— Le choléra asiatique est toujours importé. — Entre deux épidémies on observe des cas de choléra nostras, jamais des cas de choléra asiatique.

IV

Le choléra morbus asiatique est endémique dans l'Inde; le delta du Gange est son berceau. De temps en temps il y prend une forme épidémique et la maladie se répand alors jusqu'aux plus hautes latitudes.

Je ne m'arrêterai pas à décrire minutieusement ses symptômes, mais pour l'entente complète du sujet, il faut établir que le choléra indien offre à l'observateur: 1° une période d'incubation; 2° une période d'invasion; 3° une période algide; 4° une période de réaction et de fluxions erratiques.

La période d'incubation, par malheur, passe inaperçue le plus souvent, et cependant c'est durant cette période que *la médecine est toute puissante*. En temps d'épidémie cholérique, malaise, courbature, douleur d'estomac ou d'entrailles, froid aux pieds vif, frisson quelque peu prolongé, état d'excitation nerveuse, selle liquide, envie de vomir, perte d'appétit, en un mot tout trouble de

l'économie doit être sérieusement pris en considé-
ration, parce que ces moindres riens peuvent être
des signes certains de l'invasion prochaine du choléra. Soigner ces indispositions c'est se préserver
de l'atteinte du fléau ; les négliger, c'est ouvrir la
voie à la maladie qui rentre bientôt dans sa 2ᵉ
période. Alors se produisent des selles et des vomissements abondants, liquides, séreux, quelquefois colorés d'abord, ce sont les cas les plus bénins,
d'autrefois blancs dès le début et sans odeur. La
maladie est déjà grave à cette période et les remèdes sont moins actifs. Si on n'est pas assez heureux
pour arrêter les évacuations, la 3ᵉ période survient
avec son cortége de symptômes plus douloureux et
plus sérieux les uns que les autres, crampes, arrêt
de la circulation, algidité, cyanose, asphyxie. Pour
vaincre le mal ; il est urgent de provoquer une
réaction qui, lorsqu'elle s'accomplit, dépasse souvent le but, il faut se prémunir contre des fluxions,
des congestions secondaires qui se font sur les
principaux organes, sur le cerveau, sur le cœur
sur les poumons, sur les capillaires et ébranlent
fortement l'économie.

V

Une maladie si grave réclame l'intervention du
médecin et nul ne peut le remplacer. On a dit ; en

temps de guerre tout homme est soldat en temps
d'épidémie tout homme est médecin; c'est une erreur : tout homme est infirmier; à cette condition
les bons citoyens peuvent rendre de grands services et bien mériter de la famille. Placer dès le début le malade dans un lit chaud, entretenir par de
douces frictions sèches les fonctions de la peau,
provoquer une sueur générale c'est favoriser le rôle
du médecin dans la période d'incubation et d'invasion, mais là s'arrêtent les soins qu'il est permis à
toute personne de donner ; faire davantage sans
appeler l'homme de l'art, c'est agir imprudem-
ment. Pour instituer un traitement, il faut avoir,
en effet, des notions que l'on ne peut pas vulgari-
ser ; un tact, un sens pratique qui feront toujours
défaut aux meilleures intelligences si elles ne sont
rompues à la clinique. Aussi, passerai-je sous silence les trop nombreuses médications proposées
contre le choléra indien soit par des médecins,
soit par des empiriques, pour m'occuper de suite
de la nature, de la marche, des causes prédispo-
santes de l'affection et des moyens de la prévenir.

IV

La nature du choléra indien a donné lieu à de
fort nombreuses théories, parmi lesquelles il convient de mentionner les suivantes : le professeur

Schnurrer, de Nassau, Loder de Moscou, Souty, chirurgien de marine qui a exercé la médecine sur la côte de Coromandel, attribuent le choléra à une influence électro-magnétique. Schnurrer note que l'épidémie suit les fleuves et les rivages des mers (Mém. 1831). Loder n'appuie son opinion d'aucune preuve. — Souty dit que durant les années 1663 à 1680 où le mouvement oriental de l'aiguille aimantée se ralentit on vit régner des épidémies meurtrières. — La même cause lui semble expliquer les épidémies du 19° siècle. (Rapport sur le chol. 1831.)

Sans nous arrêter davantage à l'examen de ces théories plus ou moins hypothétiques, constatons qu'elles reposent sur un fait d'expérience qui est une perturbation des phénomènes électro-magnétiques terrestres durant toutes les épidémies.

Desruelles (pièces sur le chol. 1831).Piorry (ac. méd. 9 av. 1832); Rochoux de Paris, Simon Junior de Hambourg, Riecke de Stuttgard, Masuyer de Strasbourg, Harless de Bonn, Wilhelmi de Leipzig, Paine de New-Yorck, Ducrest de Strasbourg attribuent l'intoxication cholérique à l'absorption d'un miasme contenu dans l'atmosphère. — Desruelles pense que ce miasme pénètre dans le sang par les voies de la digestion, de la respiration ou de l'absorption cutanée; qu'il vicie tous les fluides provenant du sang, qu'il affecte profondément le système nerveux, que l'économie cherche à s'en débarrasser par le tube digestif où il provoque une violente congestion et des mouvements spasmodiques, origine de tous les phénomènes morbides. — Jannichen, de Moscou, attribue à ce miasme une affinité particulière pour les vapeurs d'eau répandues dans l'air (mém. 1831).

La composition de ce corps septique a été recherchée par plusieurs célèbres médecins. Jannichen, son frère et Hermann , ont obtenu, par la condensation des vapeurs atmosphériques, pendant l'épidémie de 1831 à Moscou , une substance organique analogue à celle découverte par Moscati, à Florence Masuyer, a reconnu dans l'atmosphère, un corps bicarboné et azoté qu'il a décrit avec soin dans un mémoire sur la nature du choléra (1832). Ces expériences ne concordent pas entre elles, mais lorsqu'on sait quelles difficultés présentent les analyses atmosphériques on conçoit que tous les expérimentateurs aient pu ne pas arriver aux mêmes résultats, seulement il ressort de cet exposé que la plupart des médecins de tous les pays, croient à la nature miasmatique du choléra. — Quelques-uns ne font aucune distinction entre ce miasme et le miasme Paludéen, tel est Cantu de Turin qui considère le choléra comme une fièvre algide pernicieuse. D'autres pensent que le miasme est le produit d'une viciation électrique de l'air; c'est l'opinion de Mellingen de Londres (ob. sur le ch. 1831) plus explicitement formulée par le docteur

Horn de Munich (ch. 1849). Le docteur Horn ad-
met que l'azote amosphérique sous l'influence d'un
courant électrique, est transformé en un corps
nouveau qu'il s'appelle iodosmé ou azote électrolysé
ayant la funeste propriété de se combiner avec le
carbone des animaux pour se résoudre en un com-
posé cyanuré essentiellement vénéneux. Cette
théorie vient à l'appui du système de M. Levicaire
de Toulon. — L'honorable médecin de la marine
croit en effet que le choléra résulte de la présence
et de l'action de l'acide cyanhydrique qui se déve-
loppe spontanément dans l'économie.

Je passe sous silence la théorie des animalcules
vénimeux répandus dans l'atmosphère, inventée
par Mojon, vulgarisée par Raspail et démontrée
fausse par les analyses de l'air à l'aide du micros-
cope. — Je ne m'arrêterai pas d'avantage à combattre Castel qui attribue au défaut d'épidémies
de variole le développement des épidémies de choléra, les faits militent trop contre de pareilles as-
sertions pour qu'on puisse les soutenir. — La
question de la cause spécifique du choléra me paraît
être difficile à résoudre si on ne se place aux lieux
mêmes d'où la maladie tire son origine. — Trans-
portons-nous au contraire sur les bords du Gange
et nous nous ferons une juste idée des causes d'insalubrité qui font succomber tant d'indigènes et
qui, nous le démontrerons bientôt, sèment le deuil
sur presque tout le globe.

VII

Le Gange, ce fleuve de boue dont l'eau est plus chargée qu'aucune autre de matières étrangères, arrive dans le Bengale après avoir traversé le Béhar et reçu le Tista, le Kosa, la Mahanada et beaucoup d'autres rivières considérables ayant leur source dans l'Hymalaya. Il se subdivise alors en un grand nombre de bras qui se réunissent à Dakka avec ceux du Brahma-Poutra. Les deux fleuves dessinent un delta qui occupe une superficie de 50 myriamètres, le double du delta du Nil. Les eaux y changent constamment de lit, et se déversent dans le golfe de Bengale par dix-sept embouchures principales et un nombre variable d'embouchures secondaires. Toutes sont obstruées par la vase, à l'exception du Hughly que les gros navires peuvent remonter jusqu'à une hauteur de 50 myriamètres, et qui ne tardera pas à être obstruée comme les autres.

Les eaux apportées par les diverses branches, chargées de cadavres d'indiens (1), de débris de tous genres, d'un limon épais, se mêlent à l'eau salée

---

(1) On sait que les Indiens n'enterrent pas leurs morts, mais les confient sur un lit de feuilles au cours du Gange, qui doit les conduire aux champs célestes. Ils envoient de la même manière les agonisants à la déesse.

de l'Océan, et forment sur les côtes des barres mouvantes et des marais gâts infects.

Dans les crues du fleuve, les langues de terre comprises entre les diverses branches sont en partie inondées, les champignons, les végétaux, les arbustes qui les recouvrent, les cadavres des indiens entiers ou incomplètement incinérés, les charognes des animaux, les débris amoncelés par les carnassiers qui y abondent, subissent sous l'eau une décomposition lente ; la vase du fleuve les enduit même d'un vernis qui les protège contre l'action dissolvante du liquide et les convertit en un savon organique gluant. Vient ensuite la sécheresse : ces mares exposées à toute l'ardeur des rayons solaires ont bientôt fourni à l'évaporation, la partie pure de leur eau. Mais, la châleur fait un appel continu à l'humidité, la vase est à nu, la vase doit donner à son tour l'eau qu'elle enferme dans ses molécules. Alors elle se fendille, et la terre vomit ces effluves malsaines, ces corps toxiques dont se font à peine une idée ceux qui ont senti s'exhaler d'un caveau les moffètes cadavériques.

Roché attribue la fièvre jaune aux miasmes produits par les marais des Antilles.

Pariset dans son remarquable travail sur l'origine de la peste, démontre que cette maladie provient des effluves qui s'exhalent des cimetières égyptiens envahis par les eaux du Nil.

Je suis la même voie en rapportant aux émanations du delta du Gange, la cause première du choléra. Ne voit-on pas cette loi naturelle qui surgit et m'indique que je suis dans le vrai ? *Les fièvres pestilentielles naissent toutes des grands deltas, et se répandent loin du lieu qui les a engendrées.*

Veut-on une preuve directe de la présence du miasme cholérique dans la vase du delta du Gange ? Souty raconte qu'il existe dans les fonds vaseux d'innombrables serpents dont la morsure produit des symptômes en tout analogues à ceux du choléra, moins les vomissements et les selles. Or, tous les explorateurs ont noté que les serpents devenaient venimeux en raison de l'insalubrité du milieu dans lequel ils vivent ; à tel point, qu'ils semblent y puiser le corps toxique pour l'élaborer dans leurs glandes à venins, et s'il était permis d'invoquer à l'appui de cette thèse des expériences bien anciennes qui n'ont pas été répétées, je citerai un passage de la géographie de Pomponius Mela, où il est dit que des serpents très-vénimeux d'un marécage, sont devenus inoffensifs par suite du transport d'une terre nouvelle et du dessèchement du marais. Sans donner à ce document plus de valeur qu'on ne peut lui en attribuer, je considère comme certain, l'existence d'un miasme producteur du choléra dans la vase du Gange. Il y est en permanence, et le choléra est endémique dans tout le Bengale. Mais, à certaines époques, il y acquiert un surcroît de force, alors la maladie devient épidémique, les causes les plus évidentes de ce surcroît de force, sont le règne d'une épizootie durant l'année précédente, ou des chaleurs excessives.

On saisit facilement la relation qui existe entre la venue d'une épidémie et ces faits, notés d'ailleurs, par tous les observateurs, Anesley, Scarle, etc., sans qu'ils en aient donné la signification ? Evidemment, le nombre plus grand de débris cadavériques ou le dessèchement d'une étendue de terrain plus considérable, ont pour effet la production de miasmes cholériques plus abondants ; la maladie prend alors la forme épidémique. Les conditions topographiques de la contrée où le choléra prend naissance, la physiologie de certains animaux, l'examen des causes qui le rendent violent, démontrent à l'évidence que l'affection est de nature miasmatique, que son miasme est spécial comme celui de la peste et de la fièvre jaune.

VIII

Comment ce miasme parvient-il jusqu'à nous ? Les effluves de nos microscopiques deltas Européens, transportés par les vents, provoquent l'apparition des fièvres intermittentes ou pernicieuses à d'assez grandes distances. M. Lefèvre nous apprend que le vent qui passe sur les marais gâts de Brouage amène le miasme paludéen tantôt sur Marennes, à quatre kilomètres, tantôt en suivant une direction opposée sur Rochefort, à 8 kilomètres, et que les affections paludéennes se déclarent alors dans ces villes. M. Salvagnioli dit que les effluves des marais Pontins ont un effet sensible à 25 ou 30 lieues de distance. Je pourrais ajouter d'autres exemples, mais ceux-ci suffisent pour démontrer qu'il existe toujours une relation entre le pouvoir d'expansion du germe morbide et l'étendue du foyer producteur. Le miasme cholérique issu de l'immense delta du Gange, peut donc être transporté au loin, rien d'étonnant qu'il se répande jusqu'aux plus hautes latitudes.

Cette expansion du germe morbide se fait dans le pays par des vents locaux. Ainsi les habitants de l'Empire Birman et de Malacca sont les premiers atteints du choléra lorsque domine le Sud-Est ; si le Sud-Ouest règne c'est au contraire Madras et Ceylan qui subissent d'abord l'influence épidémique.

Le miasme est importé en Europe par des courants atmosphériques bien autrement puissants : par les grands courants dont le commandant Maury a fait une étude si intéressante, que le lieutenant Julien a complétée. L'air de la zone torride

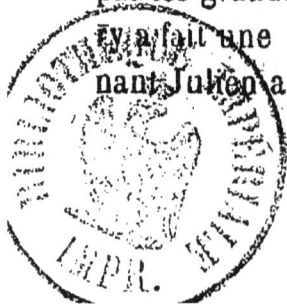

2

dilaté par les rayons solaires, chargé de corps sep-
tiques s'élève dans les hautes régions de l'atmosphère en prenant la direction Nord-Ouest. Tandis
que de nouvelles masses d'air plus froid et par
conséquent plus dense viennent des pôles en lé-
chant la terre et produisant dans le pays le Nord-
Est qui souffle sans interruption depuis le 30° de
latitude. Le Bengale échange donc constamment
à notre désavantage son air chaud et impur pour
de l'air pur que nous lui envoyons et qui ne tarde
pas à s'y contaminer.

Par le mouvement de translation qui s'accomplit vers le Nord-Ouest se trouvent successivement
infectés, l'Arabie, l'Egypte, la Perse, la Turquie,
l'Empire Russe. Le courant atmo-phérique vers
la fin de sa course éprouve un temps d'arrêt qui
dure deux ou trois mois, alors a lieu une déviation
marquée vers l'Ouest. le Danemaik, la Prusse,
l'Angleterre sont plongés dans le deuil. Puis la colonne atmosphérique redescend vers le Sud et la
France, l'Espagne, la Tunisie et l'Algérie subissent les atteintes du fléau.

Cette route a toujours été suivie par les épidémies de choléra depuis 1817. L'affection partie du
Gange se montre successivement et non pas en même temps dans les divers royaumes, dans les différentes provinces. Elle a une marche si régulière
que l'on peut prédire son arrivée à quelques mois
près dans tel ou tel état. La moyenne de son pou-

voir de progression est de 500 kilomètres par mois
soit 1ᵐ 20 par seconde. Les conditions climatéri-
ques qui favorisent le mélange des couches supé-
rieures avec les couches inférieures de l'atmosphère lui viennent en aide. Voilà pourquoi les
pluies, les vapeurs qui s'élèvent des mers ou des
fleuves, une température de 30° et plus, les brises marines qui appellent l'air du sud, exercent
sur les miasmes cholériques une attraction si évidente que tous les observateurs en ont fait men-
tion. — Ainsi s'explique la tendance du choléra à
suivre les fleuves et les mers. — Il n'est pas jusqu'à la durée et à l'intensité de l'épidémie qui
viennent à l'appui de ma théorie : d'une part, la
durée de l'épidémie est en effet de 14 ou 15 semaines, l'intensité plus forte au milieu qu'au début et au déclin ; d'autre part, la sécheresse dans
le delta du Gange dure environ 4 mois ; la partie
saine de l'eau du Gange est absorbée pendant le
premier mois, puis la quantité de miasme exhalé
peut donner naissance à des cholérines, enfin,
durant trois mois environ l'air est tellement souillé
qu'il est devenu toxique ; après, les pluies recom-
mencent au Bengale, le corps septique est de plus
en plus atténué par elles. Cette colonne d'air
méphitique, puisée pendant trois mois à la source
impure, passe trois mois entiers sur les diverses
parties de l'Europe qu'elle contamine successivement, avec une précision que l'on pourrait dire

mathématique, en suivant d'abord la direction N.-O., puis O. et S.-E. (1).

Voilà donc le grand moyen de propagation de l'épidémie. — Ce qui a rendu insuffisants dans bien des endroits les quarantaines les mieux organisées, les cordons sanitaires les plus rigoureusement établis.—Ce qui est cause qu'une flotte entrant dans les eaux de Bomarsund a été infectée *sans avoir eu de rapports* avec la place où le choléra existait.—Qu'une flotte dans la mer Noire a pu éviter le choléra, en stationnant sur un point désigné. — Mais on se tromperait étrangement si on attribuait à ce grand courant atmosphérique seul le pouvoir de disséminer le germe morbide.

IX

Quand un pays est infecté, lorsque même un seul individu est atteint, un nouveau foyer producteur du miasme délétère est créé. Ceci est un

(1) Leuret avait soupçonné après plusieurs médecins Anglais que la cause première du choléra était le Delta du Gange; Marc d'Espine avait entrevu la marche générale que j'indique du génie épidémique. On trouvera dans le VI° volume des annales d'hygiène (p. 367) et dans le IX° volume de la V° série des archives générales de médecine (p. 641), ces importants mémoires pleins de détails que je ne rapporterai pas ici mais qui viennent à l'appui de ma théorie.

fait d'observation et dont les expériences de Thomson et de Magendie ont donné la raison. Thomson
et Magendie ont injecté chacun du sang fermenté de
cholérique dans les veines de plusieurs chiens ; les
chiens sont morts en quelques heures ou en quelques jours, suivant les doses injectées, en présen-
tant tous les caractères du choléra indien Or,
puisque le germe morbide existe dans le sang des
cholériques, on doit le retrouver dans les injections
où passe presque tout le sérum du sang.

Chaque épidémie donne de nouvelles preuves
en faveur de cette assertion ; il a été noté par divers médecins et entre autres par Fourcault (1854)
que les linges chargés de matières vomies, ou de
sueurs de cholériques transportés dans des villages par des buandières y avaient déterminé l'apparition du mal. Mais il est remarquable que ces déjections ont un effet toxique surtout après quelques
jours. Ce n'est pas durant les premières heures
que le germe morbide s'exhale. Ces humeus deviennent délétères après qu'elles ont subi un commencement de fermentation putride. De l'examen
des faits les mieux recueillies, par des hommes non
systématiques, il résulte que le germe cholérique
introduit par cette voie dans une agglomération
s'épuise bientôt ; on dirait un métis qui ne peut
se reproduire après quelques générations. Enfin,
on a observé que les déjections des enfants en bas
âge étaient plus susceptibles que tout autre de pro-

pager la maladie ; sans doute parce qu'on éprouve moins de répugnance à sentir ces déjections que celles des adultes et qu'on ne s'en débarrasse pas aussi vite. — Appeler sur ce point l'attention du peuple c'est prévenir de grands maux. Il est en effet certain que la plupart des petites communes de France ont été infectées par des nourrissons apportés de centres populeux où régnait l'épidémie. — Dans quelques villages, la population a été décimée en peu de jours par ce mode de transmission du germe morbide, l'épidémie, très-active dans les premières heures, s'y est éteinte rapidement, mais le mal n'en avait pas moins fait un nombre relativement considérable de victimes.

Si un seul individu infecté a pu communiquer le choléra dans une agglomération, on conçoit à *fortiori* que l'arrivée d'un corps de troupe où règne la maladie soit capable de déterminer l'apparition de l'affection dans une localité. — Parmi les rapports les plus circonstanciés qui témoignent en faveur de ce genre de propagation, il faut citer celui de Sauvé. Ce médecin a vu deux fois l'armée russe porter le choléra chez les Polonais.

X

Les documents nombreux que j'ai pu consulter me permettent d'avancer que les vents locaux sont aussi susceptibles de disséminer les germes morbides. — De sorte que le foyer épidémique rayonne et répand la maladie d'autant plus loin que les vents sont plus violents, et, soufflent plus longtemps dans la même direction.

A l'appui de cette assertion je citerai le rapport de M. Sénard, sur la santé de la flotte de la mer Noire en 1854. J'ai dit précédemment que cette flotte avait pu éviter le choléra en se tenant au mouillage, sur un point donné ; eh bien ! le 29 juillet, le *Friedland* et le *Jean-Bart* après une croisière sur les côtes de Crimée, naviguent en vue de la Bulgarie ; un violent orage souffle du N. O., passant sur la Dobrutscha où se trouvait la division Canrobert éprouvée par le choléra ; dès le lendemain des décès cholériques sont constatés sur les deux vaisseaux. — L'influence des émanations cholériques de l'armée de terre est ici évidente.

Même, souvent, cette influence se fait sentir à de fort grandes distances. Lorsqu'il s'établit un foyer épidémique important sur un point de la Méditerranée ou de la mer Noire, le courant circulaire des brises marines, amène le germe morbide sur toutes les côtes. C'est ainsi qu'une épidémie de choléra à Alexandrie occasionne des cas de choléra dans les villes du littoral italien, français ou espagnol et plus particulièrement dans celles où l'affection a exercé plusieurs fois des ravages. On dirait que le terrain y est disposé pour recevoir le miasme. Néanmoins dans ces cas on reconnaît aisément qu'il ne s'agit pas d'un génie épidémique planant sur la cité, mais d'un lointain rapport. — Les maladies ordinaires continuent leurs cours sans se compliquer d'accidents cholériformes. — Le nombre des décès cholériques reste stationnaire pendant tout le temps que dure l'épidémie dont on ressent le contre-coup. La plupart du temps les imprudences seules déterminent l'empoisonnement miasmatique ; la dose de miasme semble n'être pas assez forte pour tuer par elle-même. Enfin, il y a une analogie complète de forme entre la maladie que l'on observe et celle qui est traitée dans la ville d'où provient l'air délétère, de sorte que l'affection n'acquiert pas le caractère particulier que devraient lui imprimer les conditions topographiques et morales de la contrée où elle est propagée. C'est une *pseudo-épidémie*.

XI

Si l'influence des foyers épidémiques est sensible à de grandes distances, à *fortiori* doit-elle être appréciable dans le lieu même. La vérité de ce principe a été établie par le remarquable rapport de M. Bouvier, sur le choléra de Paris en 1849. Il y est prouvé statistiquement que l'étroitesse des rues

et surtout l'agglomération des habitants favorisent
la production de foyers secondaires dont la proxi-
mité ou l'éloignement augmente on diminue la
mortalité proportionnelle.

Le corollaire de ce principe est que tout ce qui
tend à agglomérer la population durant une épidémie de choléra active le fléau. C'est pourquoi à
Kiew l'arrivée d'un corps de troupes, alors que le
choléra ne faisait plus que quelques victimes a été
suivie d'une recrudescence de la maladie. — Le
même fait a été observé à Marseille, par suite d'un
retour trop prompt des émigrants.—On a toujours
noté une augmentation du nombre des victimes
après les fêtes religieuses ou nationales qui amènent un grand concours de population.

Et ceci nous permet d'expliquer pourquoi le
choléra semble partir de la Mecque et non du
Gange.

Il se rend à la Mecque un nombre de pèlerins
qui dépasse quelquefois 1,200,000 ! Les Musul-
mans venus de la Turquie d'Asie, de l'Afrique, de
la Perse, de l'Indoustan, ont souffert du voyage,
des privations, des fatigues de la route, quelques-
uns emportent avec eux le germe cholérique et se
trouvent à Médine à l'époque où le génie épidémique y plane. Les cérémonies religieuses qui s'y
accomplissent ont été décrites en détail par M.
D'Arbal, consul français ; on sait que l'une de ces
fêtes consiste à rester en prières, à jeûn, pendant

vingt-quatre heures consécutives, sur la montagne où le prophète a prié, et à sacrifier au moins un mouton par tête à Allah.

L'infection qui résulte d'une telle agglomération d'hommes, et d'une semblable tuerie est sans nul doute la cause déterminante la plus palpable de l'épidémie. — Le passage des caravanes, exténuées de fatigues, couvertes de haillons malpropres, décimées par l'épidémie, à travers l'Egypte, ne peut ensuite que faciliter l'éclosion d'une maladie dont le germe est dans l'air.

Et si on me demande pourquoi, depuis le 19ᵉ siècle, les épidémies de choléra Indien, autrefois si rares, sont devenues si fréquentes, je répondrai que le pélerinage de la Mecque est depuis le 19ᵉ siècle beaucoup plus favorisé par les princes régnants surtout par les Anglais qui se sont établis au Bengale en 1757, et qui mettent à la disposition des fidèles des moyens de transport précédemment inusités. Que les canaux qui apportaient à la Mecque les eaux vives nécessaires pour les ablutions sont maintenant en grande partie comblés ou détruits et que les précautions hygiéniques recommandées par le Koran ne sont plus suivies avec autant d'exactitude.

Sans le pélerinage de la Mecque, nous subirions des épidémies de choléra analogues à celles observées par Celse, par Sydenham, etc., mais elles surviendraient tous les siècles, tandis que tous les dix ans elles coûtent la vie à des millions d'Européens. Comment s'opposer à de telles irruptions ?

XII

La canalisation du Gange, la conversion du Delta en pays cultivé serait sans nul doute la mesure la plus efficace à prendre pour détruire le choléra — *sublata causa, tollitur effectus.* — Et si on note que le Bengale est l'une des contrées les plus fertiles du monde ; que, par le percement de l'Isthme de Suez qui le met aux portes de l'Europe il pourrait se faire un échange rapide de productions; que la population de cette contrée est compacte malgré le fléau qui sévit sur elle ; que les alluvions y sont éminemment féconds ; que l'étendue des terrains à exploiter est si considérable, que l'on n'ose dire les bénéfices qui résulteraient de leur transformation tant ils paraissent prodigieux; on accordera que la conversion du Delta en un grenier d'abondance n'est pas une utopie, mais un problème économique, social et humanitaire digne de fixer l'attention de tous les Gouvernements.

Depuis le 19e siècle 47,000,000 d'hommes appartenant à toutes les nations du globe sont morts du choléra ; devant un pareil chiffre nul cœur de

prince, nulle assemblée ayant charge de santé publique ne resteront indifférents ou inactifs. Si par
un travail gigantesque on peut délivrer le monde
d'un tel fléau, les difficultés de l'exécution ne doivent pas retenir. C'est une croisade contre le génie
de la destruction, qu'il faut entreprendre, la cause
est sainte et le nombre des chevaliers sera suffisant.
Les peuples, dans un tel but, feront toujours alliance;
l'humanité ne peut être sourde à sa propre voix.

XIII

En attendant que ce projet mûrisse, que les co-
lons, les capitaux s'amassent, que les gouvernements s'entendent, le Delta du Gange fournira chaque année ses miasmes délétères, qui se jouent de
tous les obstacles, et arrivent jusqu'à nous en tra-
versant les plus fortes chaines de montagnes, les fleuves et les mers. Le pèlerinage de la Mecque, s'il est
effectué dans les mêmes conditions, facilitera l'in-
troduction et la marche du germe morbide en Europe. — Il serait cependant possible de faire dis-
paraître ce second mode de propagation. A cet effet il importerait de dresser une topographie exacte
des lieux par lesquels passent les caravanes se ren-
dant au pèlerinage de Mahomet; de surveiller
activement la salubrité de chaque station; d'observer plus attentivement les pèlerins provenant

des régions Bengaliennes, ou les ayant traversées ;
de créer dans chaque caravane un service d'am-
bulance ayant pour mission de donner des soins à
tout voyageur malade et de le séparer des personnes saines ; d'établir des postes sanitaires dont
les médecins auraient tout pouvoir pour soigner
les fidèles malades, pour les sequestrer dans l'intérêt de la santé générale et même pour arrêter les
caravanes dans lesquelles on aurait constaté des décès cholériques ; enfin d'assujétir à l'arrivée et à
une distance de plusieurs lieues au moins toute
caravane à une quarantaine d'observation de 3 à
5 jours qui aurait pour but 1° de s'assurer qu'aucun germe morbide n'est à l'état latent dans l'agglomération ; 2° de remettre des fatigues de la
route les arrivants et de les soustraire ainsi à une
cause de débilitation fort susceptible de jouer un
rôle pathogénique des plus actifs.

Toutes ces conditions observées durant la route,
il faudrait veiller à la salubrité du lieu où s'effectue le séjour, y faire venir une eau salubre et
abondante pour la boisson et les ablutions, y
faire observer scrupuleusement les règles de bonne
hygiène, car le typhus est suspendu sur les agglomérations qui se créent à la hâte.

Telles sont les plus pressantes mesures de salubrité publique qu'il importe de prendre. Demandons les directement à la Turquie au nom de
l'humanité, au nom de son propre intérêt. De-

mandons-les à tous les gouvernements qui ont en
Arabie des consuls pour la protection de leurs na-
tionaux. Demandons que les moyens de transport
soient convenables ; que les croyants ne soient pas
entassés, jetés pêle-mêle sur le pont et dans la
cale ; que la spéculation ne les nourrisse pas d'aliments gâtés ; qu'il soit exercé une surveillance
incessante sur les objets vendus ; que l'on détruise
tout approvisionnement de vivres de mauvaise
qualité ; que l'on réprime par les lois les plus
sévères, la rapacité de ceux qui attireraient par la
modicité trop grande du prix, une multitude
pauvre, qui feraient miroiter devant elle l'espérance
de voir le tombeau du Prophète, et la conduiraient
cyniquement à la mort pour faire leur fortune.
Demandons qu'il soit fourni par chaque pays, des
médecins, des secours pécuniaires même, s'il le
faut, pour l'organisation des ambulances, le
ravitaillement des caravanes. Jamais une telle dé-
pense n'excédera les pertes que font subir au
commerce les épidémies de choléra.

XIV

J'ai dit comment, lorsque le choléra se déve-
loppe dans une ville, les pays voisins sont quelquefois infectés par les vents locaux et les brises

marines. Contre ce genre de transmission du mal, les mesures prophylactiques sont indirectes; elles consistent en précautions prises pour diminuer l'intensité du foyer épidémique. — Il en sera bientôt question.

Reste enfin l'importation directe par les voyageurs. Dès les premiers temps, les faits ont démontré que ce mode de propagation ne saurait être contesté; il a même tellement saisi les esprits qu'on ne croyait pas à la possibilité d'une contamination sans rapports préalables avec une place où régnait le choléra. — Et de pareilles notions théoriques découlait naturellement l'urgence des quarantaines qui enrayeraient absolument la marche du fléau. On sait avec quelle sévérité les quarantaines et les cordons sanitaires furent établis en 1832. Je ne m'arrêterai pas à suivre la marche de l'épidémie à travers ces lignes de circonvallation si soigneusement tracées. Le choléra les a franchies. Pour moi, qui suis convaincu de la propagation du mal indien par les courants atmosphériques, ce fait n'a rien de bien extraordinaire; — pour mes adversaires qui croient à la seule transmission d'homme à homme, il est d'un grand enseignement. Il prouve, en effet, ou, que les quarantaines les plus rigoureuses ne suffisent pas contre le choléra, ou que les quarantaines sont des barrières très-faciles à sauter. Il faudrait être contagioniste à l'excès pour adopter la première conclusion. — La seconde mérite de fixer davantage l'attention des hygiénistes et des gouvernements.

Aussi bien j'accepte en principe les quarantaines, puisque la transmission du choléra de personne à personne est prouvée par mille faits d'une incontestable authenticité. Mais ces quarantaines et ces cordons sanitaires devraient être établis suivant les régles d'une bonne logique : l'émigration surveillée par terre comme par mer ; la quarantaine double, c'est-à-dire exécutée au point de départ, avec sévérité, à l'arrivée, par précaution. Ainsi, sur les limites du territoire d'une ville où sévit le choléra, il faudrait un service quarantenaire, un lazaret où les voyageurs seraient soumis à une observation de cinq jours, où tous les objets seraient désinfectés. Partis de ce lazaret, les voyageurs parvenus à leur destination, auraient à subir une quarantaine de deux jours s'il n'avait été constaté aucun décès ; — une quarantaine de sept jours à dater de l'arrivée s'il avait été constaté un *décès de quelque nature qu'il fût.* On conçoit, en effet, qu'une erreur de diagnostic est toujours possible, et que si les médecins en commettent, à plus forte raison les hommes du monde, les capitaines au long cours, en sont susceptibles. Eufin, et c'est ici la question principale, *pour que les quarantaines fussent utiles, il faudrait les établir dès qu'il y aurait un seul cas de choléra asiatique constaté dans une ville.* Je laisse à penser aux partisans les plus zélés des systèmes restrictifs ce que de pareilles barrières auraient de gênant pour le commerce, de blessant pour la liberté individuelle, de désagréable pour la facilité des communications. Et cependant j'ose affirmer que, par ces rigoureuses mesures seulement, on arriverait à soustraire quelques villages, quelques communes et quelques contrées populeuses à dés *épidémies-métisses.* Prendre comme on a l'habitude de le faire en hygiène publique des demi-mesures, ordonner des quarantaines de quarante-huit heures, déposer les voyageurs dans un port et retourner ensuite au lazaret pour décharger les marchandises et ventiler la cale, ce ne sont plus des moyens aptes à en rayer l'importation: ce sont d'inutiles entraves, contre lesquelles protestent le bon sens des masses et les sages principes de la science.

XV

En résumé, la conversion du delta du Gange en pays cultivé est la mesure radicale par laquelle on amènera la disparition du choléra.

L'établissement de quarantaines sévères et d'une surveillance active pour les caravanes qui se rendent à la Mecque est ensuite la méthode la plus efficace pour s'opposer à l'envahissement du fléau

Enfin, les quarantaines faites avec rigueur rendraient quelques services ; mais le commerce, la liberté individuelle, les relations en souffriraient tellement que les gouvernements hésiteront à les ordonner si les populations ne les réclament avec persistance.

XVI

Si, malgré les moyens prophylactiques, le choléra se déclare dans une ville, quelles sont les mesures sanitaires que doivent y prendre l'autorité et les particuliers ?

J'admets d'abord que l'autorité a de tout temps veillé sur la salubrité publique, nivelé les rues, entretenu la propreté des trottoirs, réprimé sévèrement le jet des matières dans les ruisseaux, construit des égouts en nombre suffisant, forcé les propriétaires à munir leurs immeubles de lieux d'aisance bien disposés suivant les règles d'une bonne hygiène, fait enlever les immondices de la voie publique, fermé les logements insalubres..., en un mot, a fait exécuter toutes les lois si importantes et si nombreuses qui compètent à la voirie ; car si elle s'était départie de ce devoir par négligence, par oubli ou par une malheureuse faiblesse, il serait bien difficile d'amener la population à changer d'habitude en temps d'épidémie; elle répondrait par la plus complète indifférence aux efforts de ses bienfaiteurs.

L'administration sage qui a fermement rempli ses devoirs et fait respecter les lois, se trouve dans de bien meilleures conditions. La population loue son zèle, approuve le redoublement de précautions qu'elle prend, conçoit que ce sont mesures nécessaires et non vexatoires, vient en aide spontanément aux agents de l'autorité.

L'administration doit s'occuper alors d'organiser les secours, d'établir des visites préventives, de détruire toute agglomération où pourrait se former un foyer épidémique; car on a vu combien ces foyers épidémiques influaient sur la mortalité du quartier. Les instructions du comité consultatif supérieur d'hygiène, pour les choléras de 1849 et 1854, entrent dans les détails de ces mesures administratives. Il y est recommandé: « d'organiser les commissions longtemps à l'avance pour qu'elles puissent entrer en fonction dès qu'on le jugera utile. De s'assurer les locaux à affecter à l'installation d'hôpitaux temporaires dans le cas où les hôpitaux ordinaires pourraient devenir insuffisants. De les pourvoir du matériel nécessaire entre autres de réchauds, de bassinoires, de brosses à friction, de flanelle, etc. »

L'établissement de visites préventives est certainement l'une des mesures les plus efficaces. Elle a

été importée d'Angleterre, elle est basée sur ce que
la plupart des cas de choléra sont précédés d'une
diarrhée prémonitoire et que cette diarrhée est
presque toujours guérissable par les moyens dont
dispose le médecin, tandis qu'elle se termine par un
choléra mortel si on la néglige. Pour qui connaît
l'imprévoyance naturelle de la plupart des hommes
surtout dans les classes peu éclairées, il est aisé de
comprendre que des avis, des publications impri-
mées sur ce qui touche la conservation de la santé,
n'ont pas une grande influence. Outre que beaucoup de gens ne les lisent pas, beaucoup les né-
gligent ou ne savent pas se les appliquer. On ne
met aucune importance à un dérangement qui ne
cause aucune douleur et qui souvent n'empêche
pas de vaquer à ses affaires ; on répugne à aller consulter un médecin, à acheter ou même à demander
des médicaments pour une indisposition qui paraît
légère. C'est afin de prévenir les suites de cette
négligence, de cette apathie qu'on a imaginé d'aller
au devant des malades, de les chercher de maison
en maison, d'épier les premiers symptômes du
mal, pour le combattre et l'étouffer à sa naissance.
Les effets de ces visites ont été remarquables : à
Dumfries, en Ecosse, ville de 10,000 âmes, 250
habitants avaient déjà succombé avant que le nouveau système fût établi ; on mit trois jours à l'organiser, et, dans ces trois jours, le nombre des
attaqués fut successivement de 37, de 30, de 23 ;

celui des morts de 7, 5, 6. Les trois jours suivants
le système était en pleine activité, le nombre des
attaques descendit à 8, 4, 2 ; celui des morts à 6,
4 , 5 ; trois jours plus tard , l'épidémie était
éteinte.

A Palez, à Inverness , à Glascow , on traita
15,139 cas de diarrhée prodromique ; sur ce nombre 1,000 présentaient déjà l'apparence d'eau de
riz; ce qui est, comme chacun sait, un des signes
qui annoncent l'imminence du choléra, ou qui le
caractérisent; de ces cas si nombreux 27 seulement
se terminèrent par le choléra déclaré.

A Londres, dans l'espace de trois semaines, du
17 au 27 octobre 1849, les visiteurs constatèrent
43,737 cas de diarrhée, 978 de diarrhée ayant
l'apparence de l'eau de riz; sur ce nombre considérable de diarrhées, 58 seulement résistèrent au
traitement et passèrent au choléra.

En résumé dans les quinze villes principales de
l'Angleterre où la méthode préventive fut appliquée
sur 130,000 personnes qui furent traitées, comme
nous venons de le dire, 250 seulement eurent le
choléra, quoique 6,000 au moins parussent déjà
toucher à la période où cette cruelle maladie pre-
sente les symptômes les plus caractéristiques (1).
Ces visites préventives, presque quotidiennes dans

(1) Rapport au Comité consultatif d'hygiène publique par
le docteur Laffont-Ladébat.

chaque maison, surtout chez les pauvres, avaient été d'ailleurs déjà appliquées avec succès à Munich, par le docteur Kopp, secondé dignément par le prince Wallerstein, en 1836. Elles sont non seulement utiles à celui chez lequel couve la maladie et qui n'a pas conscience du danger qu'il court, mais encore à tous les habitants de la maison par les conseils d'hygiène que leur donnent les visiteurs. Dans les circonstances actuelles, j'ai appliqué ce système à ma clientèle et je lui dois sans doute d'avoir enrayé un assez grand nombre de choléras et de ne regretter jusqu'à présent la mort d'aucun client, tandis que j'ai vu tous mes efforts demeurer stériles dans la moitié des cas de choléra arrivés à la période algide. J'ai même été étonné de trouver fort peu de gens au courant des soins hygiéniques à prendre en temps d'épidémie, et c'est ce qui m'a décidé à écrire cet opuscule.

Les documents qui précédent démontrent la nécessité de l'établissement de visites préventives ; et les frais qui en résultént ne sont sas excessifs.

Il est plus difficile à l'administration de détruire les agglomérations où des foyers épidémiques peuvent se former. On les voit naître dans les quartiers pauvres, dans les garnis à bas prix. Le beau travail de M. Villermé, sur le choléra de 1832 dans les garnis de Paris, jette un jour brillant sur cette question. Il en résulte que sur 102 établissements de première classe, habités par des

personnes de distinction, par des membres du corps
diplomatique et par de riches étrangers, on a observé la maladie dans 4 seulement ou 1/25.

Que sur 227 hôtels ou maisons de seconde classe,
où logent des députés, des propriétaires, des né-
gociants, des officiers supérieurs 9 ou 1/12 ont été
atteints.

Que sur 1566 établissements de troisième classe
fréquentés par des marchands, des fermiers, des
rentiers, de petits propriétaires, des employés, des
officiers ordinaires, des étudiants, des voyageurs
de commerce, des artisans et même des domesti-
ques et de simples militaires, 289 ou près de 1/6
ont eu des malades.

Que sur 954 établissements de quatrième classe
habités en général par de pauvres ouvriers, dont
beaucoup se réunissent dans des chambres communes, l'épidémie a fait invasion dans 499 ou un
peu plus de 1/2.

Et que sur 256 maisons à la nuit ou autres établissements habités par des gens sans profession
utile, sans moyens assurés d'existence, par des
prostituées, par des ivrognes, par des suppôts de
débauche, en un mot, par ce qu'il y a de plus in-
tempérant, de plus immoral et communément de
plus pauvre, de plus dénué dans la population
flottante, le choléra en a attaqué 154 ou 3/5.

Enfin, que les cas dans le même garni se sont mul-
tipliés en raison des mauvaises conditions de la

population. On est amené à conclure de là qu'il
incombe à l'autorité de poursuivre à outrance ces
agglomérations malsaines et de saisir les moindres prétextes de vagabondage, de mauvaises
mœurs, etc., pour disperser les noyaux d'infection.

La population pauvre d'une ville où sévit le
choléra se trouve placée dans d'aussi désastreuses
conditions, et sous chaque toit les cas se multi-
plient en raison directe des mauvais aliments et
de la quantité d'habitants. Ici, le paupérisme se
présente sous sa face la plus hideuse. Le paupérisme conduit à la mort. Mais il n'est pas au-des-
sus des ressources de l'humanité, et si les fonds
communaux ne suffisent, créons en temps d'épidémie une société de charité qui détruise les agglomérations infectantes, en favorisant par ses dons
généreux le départ des pauvres pour la campagne
ou pour leurs villages ?

Sans foyers dans les quartiers populeux, il ne
pourrait se déclarer d'épidémie cholérique dans les
maisons riches, aérées et bien tenues de la bour-
geoisie. L'aumône faite avec intelligence est encore un des meilleurs prophylactiques. L'administration se ferait, sans doute, un devoir de récom-
penser un zèle si bien entendu et qui lui facilite-
rait sa délicate mission.

Il est encore certains détails sur lesquels l'autorité doit veiller. Le transport des matières fécales
qui se ferait durant le jour pourrait avoir quel-

ques inconvénients pour la santé publique.—Il est bon de ne pas mettre à chaque instant sous les yeux du public le spectacle des cortéges funèbres; — Il importe de ne pas amener des corps de troupe pendant l'épidémie. — Il convient de distraire la population, mais on évitera toute fête bruyante, toute agglomération intense, l'épidémie ayant démontré qu'elles sont toujours suivies d'une aggravation du fléau. — Il faut créer des bureaux de secours non pour s'assurer le dévouement du corps médical qui n'a jamais failli, mais pour que les ordonnances des médecins soient exécutées par des personnes habituées à la vue des agonisants, en garde contre une émotion trop vive, point susceptibles de poltronnerie, pleines de sang-froid devant le danger, et toutes dévouées par l'humanité, au soulagement de leurs semblables. A cette heure, surtout, nous avons besoin de ces nobles caractères, car chaque jour la croyance à la contagion immédiate du choléra fait des progrès, malgré les statistiques les plus précises qui démontrent que *le mal n'est pas immédiatement contagieux*

En terminant cet alinéa sur les devoirs de l'autorité en temps d'épidémie, je ne puis m'empêcher de déplorer le motif qui porte l'administration à cacher, dans le début, l'existence du choléra. Evidemment le mot effraye, et l'émigration qui commence sitôt après que la nouvelle s'est répandue enlève à la ville une source de bénéfices. Mais ne vaut-il pas mieux enrayer le mal au début? Attend-on qu'un incendie ait devoré la moitié de l'édifice pour crier au secours? Or, il est certain que l'émigration est le plus sûr moyen de conjurer l'épidémie; souhaitons, par conséquent, qu'elle s'effectue dès le principe, et sollicitons-la franchement lorsqu'elle peut être utile. On craint d'effrayer le peuple! Mais la panique ne dure qu'un moment; il en est du début d'une épidémie comme du commencement d'une bataille, les plus braves tremblent, puis l'action engagée chacun fait son devoir... bien mieux, ici le champ est libre pour ceux qui ne peuvent être utiles à leurs concitoyens. D'ailleurs, si la mauvaise nouvelle, par cette hésitation de l'autorité, est différée, la rumeur publique et quelquefois un peu de malveillance l'aggravent et inspirent de folles terreurs. L'expérience m'a aussi démontré la nécessité d'installer, dès le début, des bureaux de secours. Je le répète à dessein, l'idée fausse de la contagion immédiate du choléra s'est répandue chez le peuple avec toute la facilité que met un préjugé à s'enraciner. On s'éloigne des cholériques, on les soigne mal quelquefois; c'est exceptionnel, il est vrai, mais la vie d'un seul homme serait-elle ainsi en danger qu'il y aurait lieu d'y remédier. D'ailleurs, les soins donnés par les personnes attachées aux bureaux de secours sont plus intelligents et la maladie fait dès lors moins de victimes.

XVII

Si tel est le devoir de l'autorité, les particuliers ont aussi moralement une responsabilité en raison de leur position. Les chefs de grands ateliers veilleront sur les ouvriers qu'ils occupent; ils donneront une boisson hygiénique : l'eau de café ou l'eau rhumée à la température de l'air ambiant, méritent d'être particulièrement recommandées. — Ils emploieront toute leur influence morale à rendre prudents et sobres ces robustes artisans si souvent indisciplinables et sourds à la prière de leurs bienfaiteurs.

Les pères de famille qui voient chez leurs commensaux un sentiment effréné de peur, doivent les pousser à l'émigration, s'il est possible ; ils agiraient de même pour les enfants en bas âge, pour les valétudinaires (1). Ils useraient de toutes leurs ressources pour s'éloigner d'un logement froid, humide, étroit, mal aéré, mal éclairé, dans le voisinage duquel sévirait l'épidémie.

(1) Il résulte en effet de la statistique générale du choléra, que les enfants en bas âge fournissent 5 décès sur 7.— Les recherches de MM. Briquet et Mignot démontrent que le choléra atteint les 3/4 des érysipèles, les 2/3 des pneumonies, les 4/5 des cancéreux, les 1/3 des phthisiques. les 1/4 des fièvres typhoïdes, les 1/5 des métrites et des ovarites, les 1/7 des phlegmasies gastro-intestinales, les 1/8 des bronchites, les 1/9 des hysteries.

Si, au contraire, les conditions de l'habitation
sont bonnes, qu'ils renouvellent l'air des chambres
pendant le jour, qu'ils s'abstiennent d'établir des
courants d'air le matin et le soir, surtout avant
d'être complètement habillé. Qu'ils entretiennent
les latrines très-propres et les aspergent d'une so-
lution de sulfate de fer (vitriol vert) à 30 grammes
pour 1000 d'eau. — Enfin, qu'ils se débarrassent de
toutes les hardes susceptibles de donner une odeur
fétide cu malsaine.

En outre, chacun doit veiller à sa propre conservation et ne point s'écarter des règles de la plus
grande sagesse. Le calme de l'esprit est une des
conditions les plus favorables à la santé, s'exciter
à la terreur par des conversations trop fréquentes
portant sur la marche et l'intensité de la maladie,
sur la rapidité de ses atteintes, sur le nombre des
victimes, c'est ouvrir la porte aux dérangements
d'entrailles. La peur a, en effet, pour conséquence
immédiate le dévoiement. Combien sont plus
sages les chefs de maison qui défendent tout en-
tretien sur le choléra comme ils s'opposeraient à
une conversation malséante. Il n'est pas rare de
rencontrer des personnes qui éprouvent des bor-
borygmes, des nausées, des frissons, des sueurs
froides en entendant prononcer seulement le nom
de choléra. J'en connais, qui, malgré le caractère
le plus pusillanime ont traversé sans incommodité
les épidémies les plus graves parce qu'elles ne

s'occupaient nullement de ce qui se passait autour d'elles. D'autres,en plus petit nombre au contraire, prennent leur courage dans l'examen froid et judi_ cieux de l'état sanitaire. C'est pourquoi l'autorité doit ne pas cacher la mortalité pendant les épidémies et faire connaître toutes les mesures qu'elle prend pour les combattre.

XVIII

Les agents extérieurs ont une influence plus marquée sur l'organisme en temps d'épidémie de choléra. Il existe une relation sympathique entre la peau et les muqueuses ; favoriser la transpiration, amener une suractivité des fonctions des glandes cutanées, c'est diminuer les chances de diarrhée, d'irritation gastro-intestinales. Et voilà pourquoi il convient de porter la flanelle, de se couvrir plus que d'habitude, de ne pas s'exposer à des vents coulis. Dans le midi, en été, les journées sont très-chaudes, la température fraîchit vers 2 heures du matin; le thermomètre baisse souvent de 10 ou 15 °, les personnes qui, en se couchant, ont gardé un simple drap *ou laissé ouvertes leurs croisées* , se refroidissent pendant le sommeil, la transpiration s'arrête et la diarrhée se déclare. C'est ce qui explique en partie pourquoi la plupart des choléras débutent durant la nuit. Il faut savoir supporter la chaleur de la soirée et se bien couvrir, dût-on en souffrir, dès que l'on se couche; l'excitation produite par l'excès de chaleur n'entraîne qu'une insomnie de peu de durée, bientôt on se livre à un repos plus parfait et plus sûr.

Sortir lorsque la rosée tombe, quand le brouillard se forme, s'exposer à l'humidité, c'est rechercher le mal. Dans les pays voisins des fleuves et des mers, ce que j'ai dit touchant le rôle des brises marines comme moyen de propagation du mal, indique qu'il importe d'être extrêmement sobre de promenades le soir et le matin. On conçoit dès lors combien l'habitude de passer la soirée assis sur la pierre ou sur des chaises à la porte de la maison, en bras de chemise est funeste.

Toute transition brusque du chaud au froid, et réciproquement, peut devenir nuisible. C'est pourquoi il ne convient pas de prendre des bains de mer ou de rivière ; si la réaction se faisait constamment ce serait un tonique puissant et d'un effet réellement bon ; mais si cette réaction manque les fonctions et la peau sont perverties, de là trouble des muqueuses gastro-intestinales. On favorisera bien mieux le pouvoir exhalant des glandes sudoripares en prenant des bains à 27 ou 30° centigrades, surtout si l'on a soin de se frictionner et de porter la flanelle après le bain.

XIX

Les veilles prolongées, l'excès de travail, les émotions vives, les fatigues corporelles sont des causes débilitantes très-préjudiciables.

Il n'est besoin que de rappeler l'ancien nom du choléra (*trousse-galant*) pour faire comprendre ce que d'autres excès et même *l'usage intempestif* après les repas, après les fatigues, etc., ont de compromettant pour la santé.

Les rapports sociaux exigent que l'on donne quelquefois des secours à des cholériques amis ou voisins. Il n'est en ces cas aucune précaution à prendre, parce que le *choléra n'est pas immédiatement contagieux*, et l'on peut s'abandonner avec tout le zèle, toute l'ardeur d'un cœur dévoué, sans craindre de contracter la maladie ; il **convient** seulement de ne pas faire, même en ces circonstances, des excès de fatigue, de ne pas rester longtemps à jeûn, en un mot de ne pas s'affaiblir outre-mesure. Les chlorures de chaux, les fumigations, les irrigations avec des liquides chargés de phénates alcalins sont des moyens désinfectants dont on ne doit pas négliger l'emploi dans la maison habitée par le malade ; mais encore faut-il le faire avec mesure et ne pas remplacer un corps toxique par des gaz qui deviennent délétères à leur tour lorsqu'ils sont en trop fortes proportions dans l'air ambiant. — 30 grammes de chlorure de chaux sec, dans une assiette, suffisent pour désinfecter une chambre de grandeur moyenne.

XX

L'alimentation doit être régulière, saine, modérée, convenablement substantielle. Ne jamais sortir à jeûn, l'absorption miasmatique étant favorisée par la vacuité de l'estomac; ne jamais manger par gloutonnerie; — la gourmandise est plus qu'un péché capital en temps d'épidémie; c'est une cause très-sérieuse de mortalité; combattre l'inappétence par les amers et la limonade, dès qu'elle se déclare, et si elle résiste à ces moyens, consulter le médecin; ne manger de rien à l'excès, mais ne faire aucun changement à son régime de vie; tels sont les préceptes dont il ne faut pas se départir. Les personnes qui se nourrissent principalement de viande, qui prennent le thé après leur repas, contrairement à leur habitude, qui boivent du rhum, de l'élixir de Raspail, des spiritueux de tous genres, sous prétexte de précipiter une digestion difficile ne tardent pas à souffrir de la constipation puis du cortège des affections inflammatoires des voies intestinales. Elles facilitent l'accès à la maladie, tout aussi bien que celles qui abusent des crudités, et qui font des fruits aqueux leur principale nourriture. A l'exclusion des melons, des pastèques, des prunes et des figues, c'est-à-dire des fruits éminemment laxatifs, tous les aliments végétaux peuvent être mis sur table et mangés avec modération, même au plus fort d'une épidémie. Faisons encore une dernière restriction pour les matières alimentaires, nuisibles à une constitution particulière; ainsi, certaines personnes ne peuvent supporter le chocolat, qui leur donne la diarrhée; il en est, qui sont éprouvées par l'agneau, par les moules, etc.; évidemment ces personnes doivent s'abstenir de manger de tels mets, qui, au contraire, seront facilement digérés par d'autres.

S'abstenir d'abuser des boissons est encore un précepte des plus salutaires : on sait combien les indigestions de liquides sont graves et quels troubles elles amènent dans l'économie. Malgré les publications nombreuses faites sur les maux qui résultent de l'usage des boissons froides pendant qu'on est en sueur, le peuple se livre toujours au penchant qui le porte à se désaltérer, après une longue course, à une fontaine. C'est là un des actes les plus préjudiciables en temps d'épidémie. Il en est de même de l'absorption des boissons glacées, lorsque la digestion est commencée. Autant la glace est salutaire *immédiatement après*.

le repas, autant elle est nuisible lorsque la digestion stomaccale est presque terminée. Dans le premier cas, l'action tonique de la glace aide la chy-
mification ; dans le second, la chylification est ar-
rêtée par le déplacement de la congestion vasculaire.
D'ailleurs, il est de connaissance vulgaire maintenant, que l'eau degourdie additionnée de très-peu
de vin ou d'eau-de-vie est la liqueur la plus susceptible de calmer la soif. Je ne m'arrête plus à décrire ici les malheureuses conséquences de l'abus
des alcooliques ; j'ai dit précédemment que Villermé
considère l'ivrogne comme condamné à mourir du
choléra, s'il se laisse entraîner par sa passion durant l'épidémie.

XXI

En résumé, la propreté et la sagesse sont les
préservatifs les plus réels de l'affection.

Je ne dois pas m'occuper ici du traitement cura-
tif du choléra. Nous sommes moins avancés en thé-
rapeutique qu'en hygiène ; l'hygiène est une
science de déduction et d'observation, la thérapeu-
tique, est, contre une maladie comme celle-ci, une
science d'inspiration, un art véritable. Le spécifique du choléra sera-t-il jamais découvert? Dieu
seul le sait ! Il nous a prouvé que les plus

grands génies chercheraient en vain les remèdes qu'il tient secrets et qu'à un jour donné l'animal peut les dévoiler. — Telle est l'histoire du quinquina, de la saignée, etc.— Mais admirons la puissance intellectuelle de l'homme, qui, à force de recherches, découvre la cause et les moyens de s'opposer à ce que des fanatiques nomment un fléau, à ce que des gens plus profondément religieux considèrent comme une affection qui démontre la nécessité du travail et les terribles conséquences résultant d'une vie improductive ou mal remplie. — Si les populations des bords du Gange n'étaient pas oisives, si l'agriculture florissait dans ces lieux féconds, si le terrible fanatisme ne s'était pas attaché comme une lèpre à ces contrées fertiles, ces peuples retireraient d'un échange de productions, la civilisation et la longévité, nous aurions pour notre part l'abondance des aliments et la santé.

Conclusions :

—

1° Le choléra nostras et le choléra asiatique sont deux maladies distinctes ;

2° La nature du choléra asiatique est miasmatique ;

3° La cause spécifique du choléra asiatique est un miasme qui naît dans le delta du Gange ;

4° La maladie arrive jusqu'à nous par le courant atmosphérique qui amène vers les pôles l'air de l'équateur ;

5° Une ville où règne le choléra est un foyer épidémique qui rayonne et répand l'affection, par les courants du littoral, par les vents locaux, par les déjections de cholériques qui ont subi un commencement de fermentation ;

6° Il n'y a de véritable épidémie de choléra que par le passage, sur un pays, de la colonne d'air méphitique apportée par le courant équatorial ;

7° Cette épidémie a une marche constante N-O, O. S .S-E ;

8° Les vents locaux, et les courants du littoral donnent naissance à des *pseudo-épidémies* ;

9° Les cholériques transmettent une *épidémie-métisse* ;

10° Lorsqu'une ville est infectée par les courants du littoral et par des cholériques, l'épidémie métisse et la pseudo-épidémie peuvent donner naissance, en se combinant, à des épidémies d'assez forte intensité, mais jamais aussi graves que celles qui proviennent du courant équatorial ;

11° **La conversion du delta du Gange en pays cultivé** est la mesure radicale par laquelle on amènera la disparition du choléra ;

12° Les quarantaines appliquées aux pélerins de la Mecque enrayeront quelquefois la marche de l'épidémie ;

13° Les quarantaines locales ont de forts petits avantages eu égard aux inconvénients qu'entraîne leur application ;

14° Il est du devoir de l'autorité locale de faire respecter les lois concernant la voirie, de créer des bureaux de secours, d'établir des visites préventives, de favoriser la disparition des agglomérations malsaines dès le début de l'épidémie ;

15° Il est du devoir des habitants de venir en aide à l'autorité dans toutes les mesures qu'elle prend pour éviter le mal ; de faciliter l'émigration des pauvres par des secours pécuniaires ;

16° Il est du devoir des chefs d'atelier de veiller à la santé et à la conduite des ouvriers en temps de choléra ;

17° Il est du devoir des pères de famille de faire

émigrer les gens frappés de terreur, les enfants et les valétudinaires ;

18° Le choléra n'est pas immédiatement contagieux et ne le devient que si les maisons sont mal tenues, si les déjections sont abandonnées sans désinfection préalable ;

19° Les personnes qui soignent les cholériques ne sont pas atteintes de l'affection dans une plus forte proportion que les autres ;

20° Les préservatifs individuels les plus efficaces du choléra sont la propreté et la sagesse.

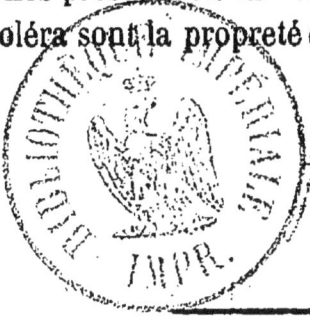

TABLE DES MATIÈRES.

Marseille. Typ. et Lith. Arnaud et Cie, rue St-Ferréol, 57.

143

www.ingramcontent.com/pod-product-compliance
Lightning Source LLC
Chambersburg PA
CBHW050519210326
41520CB00012B/2363